Recettes Faciles Et Savoureuses Pour Le Petit-Déjeuner Avec Le Friseur D'air

Une Incroyable Collection Des Recettes Saines Et Savoureuses Les Plus Recherchées Pour Votre Friteuse.

Katherine Morgan
Cècile Moreau

En lisant ce document, le lecteur convient qu'en aucun cas l'auteur n'est responsable des pertes, directes ou indirectes, qui sont subies à la suite de l'utilisation des renseignements contenus dans ce document, y compris, sans s'y limiter, des erreurs, des omissions ou des inexactitudes.

TABLEAU DES MATIÈRES

Introduction

Les friteuses à air fonctionnent en cuisinant les aliments avec la circulation de l'air chaud. C'est ce qui rend les aliments que vous mettez en elle si croustillant quand ils sortent! Quelque chose appelé « effet Maillard » se produit, qui est une réaction chimiquement induite qui se produit à la chaleur qui le rend capable pour cette friteuse de brunir les aliments en si peu de temps, tout en gardant les nutriments et la saveur intacte.

Les avantages de l'utilisation d'une friteuse à air

Une réduction massive de l'huile – pas plus d'une c. à thé ou deux de papier d'aluminium est nécessaire pour cuire les aliments dans une friteuse à air et pourtant il atteint toujours la même texture. On est loin des nombreuses tasses d'huile que vous auriez à utiliser pour faire cuire les aliments dans une friteuse. Le résultat est la nourriture qui n'est pas trempée dans la graisse malsaine qui obstruera les artères.

Débordant de saveur - la saveur de la nourriture sort vraiment dans une friteuse à air. Malgré la petite quantité d'huile utilisée dans la « friture » de la nourriture, le goût « frit » et la texture est atteint.

Opération facile de pressage et d'accès – Vous n'avez plus besoin de veiller sur votre poêle sur votre poêle tout en faisant frire vos aliments. Cela signifie également qu'il n'y a pas d'éclaboussures d'huile et de brûlures accidentelles. Toute la magie se produit dans la chambre de cuisson, il suffit de définir vos préférences de cuisson, appuyez sur le bouton droit, et laissez la friteuse à air faire tout le travail.

Temps de cuisson rapides – Les températures élevées qui circulent dans la chambre de cuisson coupent les temps de cuisson courants en deux. C'est parce que la chaleur est maintenue tout au long du temps cuit ce qui signifie que vous n'avez pas à vous soucier de la perte de chaleur qui ralentit votre cuisson.

Nettoyage facile – Avec des paniers de nourriture qui sont

sans danger pour le lave-vaisselle, c'est aussi simple que de l'enlever et de le mettre dedans. La chambre de cuisson peut facilement être nettoyée avec un chiffon et un savon à vaisselle doux.

Polyvalent et inégalé – cet appareil moderne est plus qu'une friteuse. Vous pouvez faire cuire, griller et griller dedans aussi. Plus d'un très polyvalent, mini four de convection plutôt que d'une friteuse.

Coffre-fort – Ses composants sont sans danger pour les aliments et le processus de cuisson lui-même vous aide à éviter les accidents de cuisine qui peuvent entraîner des brûlures à l'huile. Le corps de la friteuse à air devient à peine chaud, même si la température à l'intérieur est à son maximum. L'utilisation de vos gants de cuisine standard vous donnera plus qu'assez de protection lors de la manipulation de cet appareil de cuisine.

Ces avantages font des friteuses d'air le choix évident quand il s'agit de la cuisine saine Aucun compromis sur la saveur ou la commodité!

Pour l'abrutir, les friteuses à air peuvent faire ce que ces friteuses à huile font, mais d'une manière beaucoup plus saine que de submermer les aliments dans l'huile grasse et engraissante.

Tirer le meilleur parti de votre friteuse à air

Pour maximiser les avantages de l'utilisation d'une friteuse à air, voici quelques conseils que vous ne devriez pas négliger :

Commencer

•Placez votre friteuse à air sur un dessus de cuisine plat et résistant à la chaleur, si vous avez des surfaces granitiques c'est parfait.

•Évitez de le mettre près du mur car cela dissipera la chaleur causant des temps de cuisson plus lents. Laissez un espace d'au moins cinq pouces entre le mur et la friteuse à air.

•Des plaques à pâtisserie et des moules à gâteau allant au four peuvent être utilisés dans la friteuse à air à condition qu'ils puissent s'insérer facilement à l'intérieur et que la porte puisse se fermer.

Avant la cuisson

•Si vous le pouvez, préchauffez toujours votre friteuse à air pendant 3 minutes avant la cuisson. Une fois que la montre s'éteint, il sera prêt à rock and roll.

•Utilisez un vaporisateur pompé à la main pour appliquer l'huile. L'adoption de cette méthode vous fera utiliser moins d'huile et est une option plus facile par rapport au brossage ou au grésillement. Évitez les marques d'aérosols en conserve car elles ont tendance à avoir beaucoup de produits chimiques désagréables

•Toujours du pain si nécessaire. Cette étape de panure ne doit pas être manquée. Assurez-vous d'appuyer fermement sur la panure sur la viande ou le légume afin que les miettes ne tombent pas facilement.

Pendant la cuisson

•Ajouter de l'eau au tiroir de la friteuse à air tout en

cuisinant des aliments riches en matières grasses pour éviter une fumée et une chaleur excessives. Utilisez cette technique lors de la cuisson de hamburgers, bacon, saucisses et aliments similaires.

•Sécurisez les aliments légers comme les tranches de pain avec des cure-dents afin qu'ils ne soient pas soufflés.

•Évitez de mettre trop d'aliments dans le panier de friteuse à air. Le surpeuplement se traduira par une cuisson inégale et empêchera également les aliments d'obtenir cette texture croustillante glorieuse que nous aimons tous.

•Il est conseillé de secouer la friteuse et de retourner les aliments à mi-cuisson pour s'assurer que tout ce qui se trouve à l'intérieur cuit uniformément.

•Ouvrir la friteuse à air à quelques reprises pour vérifier comment les aliments se portent n'affectera pas le temps de cuisson, alors ne vous inquiétez pas.

Une fois terminé :

•Retirez le panier du tiroir avant de sortir les aliments pour éviter que l'huile ne reste sur les aliments que vous venez de frire.

•Les jus dans le tiroir de friteuse à air peuvent être utilisés pour faire de délicieuses marinades et sauces. Si vous le trouvez trop gras, vous pouvez toujours le réduire dans une casserole pour se débarrasser de l'excès de liquide.

•Il est impératif de nettoyer le panier et le tiroir après chaque utilisation.

Maintenant que vous avez appris à connaître les rudiments de l'utilisation de la friteuse à air, passons à la partie passionnante, c'est le temps de cuisson!

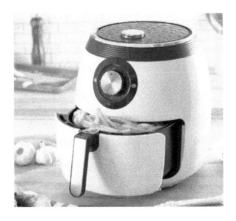

BREAKFAST

1. FRITTATA SAUCISSE

Temps de préparation: 15 minutes

Temps de cuisson: 11 minutes

Portions: 2

ingrédients:

- 1/2 de saucisse chorizo, tranchée
- 1/2 tasse de maïs congelé
- 1 grosse pomme de terre, bouillie, pelée et coupée en cubes
- 3 oeufs jumbo
- 2 cuillères à soupe de fromage feta, émietté
- 1 cuillère à soupe d'huile d'olive
- Sel et poivre noir, au goût

Itinéraire:

1. Préchauffer la friteuse à air à 355 o F et graisser une poêle Air Fryer.
2. Fouetter ensemble les œufs avec le sel et le poivre noir dans un bol.
3. Chauffer l'huile d'olive dans la poêle à air et ajouter la saucisse, le maïs et la pomme de terre.
4. Cuire environ 6 minutes et incorporer les œufs fouettés.
5. Garnir de fromage et cuire environ 5 minutes.
6. Sortir le plat et servir chaud.

Nutrition: Calories: 327, Lipides: 20.2g, Glucides: 23.3g, Sucre: 2.8g, Protéines: 15.3g, Sodium: 316mg

2. PETIT DÉJEUNER COURGETTES

Temps de préparation: 5 minutesCooking time: 35 minutesServings: 4

ingrédients:

- 4 courgettes, coupées en dés en morceaux de 1 pouce, égouttées
- 2 petits poivrons, hachés à feu moyen
- 2 petits oignons, hachés à feu moyen
- Vaporisateur d'huile de cuisson
- Pincée de sel et poivre noir

Itinéraire:

1. Préchauffer la friteuse à air à 350 o F et graisser le panier de friteuse à air avec un vaporisateur de cuisson.
2. Assaisonner les courgettes de sel et de poivre noir et les placer dans le panier de friteuse à air comprimé.
3. Sélectionnez le mode torréfaction et cuire environ 20 minutes en remuant de temps en temps.
4. Ajouter l'oignon et le poivron et cuire encore 5 minutes.
5. Retirer de la friteuse à air et bien mélanger pour servir chaud.

Nutrition: Calories: 146, Lipides: 0.5g, Glucides: 3.8g, Sucre: 5.5g, Protéines: 4g, Sodium: 203mg

3. FRITTATA TRUITE

Temps de préparation: 15 minutes Temps de crue: 23 minutesServings: 4

ingrédients:

- 1 oignon, tranché
- 6 oeufs
- 2 filets de truite fumés à chaud, hachés
- 1/4 tasse d'aneth frais, haché
- 1 tomate, hachée
- 2 cuillères à soupe d'huile d'olive
- 1/2 cuillère à soupe de sauce raifort
- 2 cuillères à soupe de crème fraîche

Itinéraire:

1. Préchauffer la friteuse à 325 °F et graisser légèrement un plat allant au four.

2. Fouetter ensemble les œufs avec la sauce raifort et la crème fraîche dans un bol.

3. Chauffer l'huile d'olive dans une poêle et ajouter les oignons.

4. Faire sauter environ 3 minutes et transférer dans un plat allant au four.

5. Incorporer les œufs fouettés, la truite, la tomate et l'aneth.

6. Disposer le plat allant au four dans un panier de friteuse à air et cuire environ 20 minutes.

7. Sortir le plat et servir chaud.

Nutrition: Calories: 429, Lipides: 38.1g, Glucides: 5.5g, Sucre: 2.1g, Protéines: 17.3g, Sodium: 252mg

4. MINI QUICHE AUX TOMATES

Temps de préparation: 15 minutes Temps de crue: 30 minutesServants: 2

ingrédients:

- 4 oeufs
- 1/4 tasse d'oignon, haché
- 1/2 tasse de tomates, hachées
- 1/2 tasse de lait
- 1 tasse de fromage Gouda, râpé
- Sel, au goût

Itinéraire:

1. Préchauffer la friteuse à air à 340 o F et graisser un grand ramequin avec un vaporisateur de cuisson.
2. Mélanger tous les ingrédients dans un ramequin et transférer dans le panier de friteuse à air.
3. Cuire environ 30 minutes et préparer le plat pour servir chaud.

Nutrition: Calories: 345, Lipides: 23.8g, Glucides: 7.9g, Sucre: 6.3g, Protéines: 26.1g, Sodium: 640mg

5. FRITTATA AUX CHAMPIGNONS ET TOMATES

Temps de préparation: 15 minutes Temps de crue: 14 minutesServings: 2

ingrédients:

- 1 tranche de bacon, hachée
- 6 tomates cerises, coupées en deux
- 6 champignons frais, tranchés
- 3 oeufs
- 1/2 tasse de parmesan râpé
- 1 cuillère à soupe d'huile d'olive
- Sel et poivre noir, au goût

Itinéraire:

1. Préchauffer la friteuse à 390 °F et graisser légèrement un plat allant au four.

2. Mélanger le bacon, les champignons, les tomates, le sel et le poivre noir dans le plat allant au four.

3. Disposer le plat allant au four dans le panier air fryer et cuire environ 6 minutes.

4. Fouetter ensemble les œufs dans un petit bol et ajouter le fromage.

5. Bien mélanger et verser sur le mélange de bacon.

6. Placer le plat allant au four dans le panier de la friteuse à air et cuire environ 8 minutes.

7. Sortir le plat et servir chaud.

Nutrition: Calories: 397, Lipides: 26.2g, Glucides: 23.3g, Sucre: 11.2g, Protéines: 27.3g, Sodium: 693mg

6. QUICHE AU POULET ET BROCOLI

Temps de préparation: 15 minutes Temps de crue: 12 minutesServants: 8

ingrédients:

- 1 croûte à tarte congelée prête à l'eau
- 1 œuf
- 1/3 tasse de fromage cheddar râpé
- 1/4 tasse de brocoli bouilli, haché
- 1/4 tasse de poulet cuit, haché
- 1/2 cuillère à soupe d'huile d'olive
- 3 cuillères à soupe de crème à fouetter
- Sel et poivre noir, au goût

Itinéraire:

1. Préchauffer la friteuse à 390 °F et graisser 2 petits moules à tarte avec de l'huile d'olive.
2. Fouetter l'œuf avec la crème à fouetter, le fromage, le sel et le poivre noir dans un bol.
3. Couper 2 tour de 5 pouces de la croûte à tarte et disposer dans chaque moule à tarte.
4. Presser doucement le fond et les côtés et verser le mélange d'œufs sur la croûte à tarte.
5. Garnir uniformément de poulet et de brocoli et placer les moules à tarte dans un panier Air Fryer.
6. Cuire environ 12 minutes et préparer le plat pour servir chaud.

Nutrition: Calories: 166, Lipides: 10.3g, Glucides: 14.6g, Sucre: 8.5g, Protéines: 4.2g, Sodium: 186mg

7. BOLS DE CHOU ROUGE

Temps de préparation: 20 minutes Portions: 4

ingrédients:

- 2 tasses de chou rouge; Déchiquetés
- 1 poivron rouge; Tranché
- 1 petit avocat, pelé, dénoyauté et tranché
- Un filet d'huile d'olive
- Sel et poivre noir au goût.

Itinéraire:

1. Graisser votre friteuse à l'huile, ajouter tous les ingrédients, mélanger, couvrir et cuire à 400 °F pendant 15 minutes.

2. Diviser en bols et servir froid pour le petit déjeuner

Nutrition: Calories: 209; Matières grasses: 8g; Fibre: 2g; Glucides: 4g; Protéines: 9g

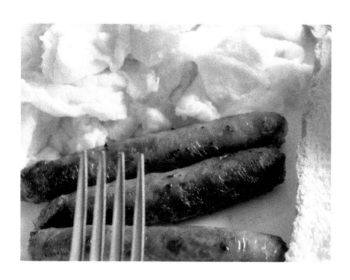

8. OEUFS DANS L'AVOCAT

Temps de préparation: 10 minutes

Temps de cuisson: 7 minutes

Portions: 2

ingrédients:

- 1 avocat, dénoyauté
- 2 oeufs
- 1/2 poivre noir moulu
- 3/4 c. à thé de sel

Itinéraire:

1. Couper l'avocat en deux.

2. Saupoudrer ensuite l'avocat de poivre noir et de sel.

3. Battre les œufs et les placer dans les moitiés d'avocat.

4. Placer l'avocat dans le panier de friteuse à air.

5. Cuire le repas pendant 7 minutes à 380 F.

6. Lorsque les œufs sont cuits – le repas est prêt à manger.

7. Servez-le immédiatement!

Nutrition: Calories 268, Lipides 24, Fibres 6,7, Glucides 9, Protéines 7,5

9. QUICHE AUX ÉPINARDS ET BACON SANS OEUFS

Temps de préparation: 15 minutes Temps de crue: 10 minutesServings: 2

ingrédients:

- 1 tasse d'épinards frais, hachés
- 4 tranches de bacon, cuites et hachées
- 1/2 tasse de fromage mozzarella, râpé
- 4 cuillères à soupe de lait
- 1 tasse de parmesan, râpé
- 4 tirets sauce Tabasco
- Sel et poivre noir, au goût

Itinéraire:

1. Préchauffer la friteuse à 325 °F et graisser légèrement un plat allant au four.

2. Mélanger tous les ingrédients dans un bol et transférer le mélange dans un plat de cuisson préparé.

3. Placer dans la friteuse à air et cuire environ 10 minutes.

4. Sortir le plat et servir chaud.

Nutrition: Calories: 72, Lipides: 5.2g, Glucides: 0.9g, Sucre: 0.4g, Protéines: 5.5g, Sodium: 271mg

10.   BOULES DE SAUCISSE DE FROMAGE

Temps de préparation: 22 minutes Portions: 16 balles

ingrédients:

- 1 lb de saucisse de petit déjeuner de porc
- 1 gros œuf.
- 1 oz de fromage à la crème gras; Ramolli.
- 1/2 tasse de cheddar râpé

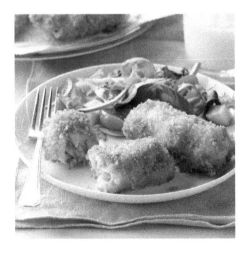

Itinéraire:

1. Mélanger tous les ingrédients dans un grand bol. Formez-les en seize boules de 1 pouce. Placer les boules dans le panier de friteuse à air.

2. Réglez la température à 400 degrés F et réglez la minuterie pendant 12 minutes. Agiter le panier deux ou trois fois pendant la cuisson

3. Les boules de saucisse seront dorées à l'extérieur et auront une température interne d'au moins 145 degrés F lorsqu'elles seront complètement cuites.

Nutrition: Calories: 424; Protéines: 22.8g; Fibre: 0.0g; Matières grasses : 32,2 g; Glucides: 1.6g

11. QUINOA AUX POMMES D'ÉRABLE

Temps de préparation: 5 minutes

Temps de cuisson: 20 minutes

Portions: 4

ingrédients:

- 1 tasse de quinoa
- 2 tasses de lait de coco
- 1 tasse de pommes, évidées, pelées et hachées grossièrement
- 3 cuillères à soupe de sirop d'érable
- 2 cuillères à soupe de beurre, fondu
- 1 cuillère à café de muscade, moulue

Itinéraire:

1. Dans votre friteuse à air, mélanger le quinoa avec le lait, les pommes et les autres ingrédients, mélanger, couvrir et cuire à 370 degrés F pendant 20 minutes.
2. Diviser en bols et servir pour le petit déjeuner.

Nutrition: Calories 208, Lipides 6, Fibres 9, Glucides.14, Protéines 3

12.   MÉLANGE D'OEUFS D'AVOCAT

Temps de préparation: 5 minutes

Temps de cuisson: 15 minutes

Portions: 4

ingrédients:

- 1 cuillère à soupe d'huile d'avocat
- 1cupavocado, pelé, dénoyauté   et écrasé
- 8 oeufs, fouettés
- 1/2 c. à thé de cumin, moulu
- 1/2 c. à thé de paprika fumé
- Sel et poivre noir au goût
- 1 cuillère à soupe de coriandre, hachée

Itinéraire:

1. Dans un bol, mélanger les œufs avec l'avocat et les autres ingrédients, sauf l'huile et fouetter,
2. Chauffer votre friteuse à air avec l'huile à 360 degrés F, ajouter le mélange d'avocat, couvrir, cuire pendant 15 minutes, diviser entre les assiettes et servir.

Nutrition: Calories 220, Lipides 11, Fibres 3, Glucides 4, Protéines 6

13. CASSEROLE DE POMMES DE TERRE

Temps de préparation: 5 minutes

Temps de cuisson: 20 minutes

Portions: 4

Ingrédients:

- 1 livre de pommes de terre dorées, pelées et coupées en cubes
- 4 oeufs, fouettés
- 1 cuillère à café de chili en poudre
- 1 tasse de carottes, pelées et tranchées
- 1 tasse d'olives noires, dénoyautées et coupées en deux
- 1 tasse de mozzarella, râpée
- 2 cuillères à soupe de beurre, fondu
- Une pincée de sel et de poivre noir

Itinéraire:

1. Réchauffez votre friteuse à air à 320 degrés F, graissez avec le beurre et combinez les pommes de terre avec les œufs, le chili et les autres ingrédients, sauf la mozzarella et mélanger.

2. Saupoudrer la mozzarella sur le dessus, cuire pendant 20 minutes, répartir entre les assiettes et servir pour le petit déjeuner.

Nutrition: Calories 240, Lipides 9, Fibres 2, Glucides 4, Protéines 8

14.   BOLS DE QUINOA DE CIBOULETTE

Temps de préparation: 5 minutes

Temps de cuisson: 20 minutes

Portions: 4

Ingrédients:

- 1 cuillère à soupe d'huile d'olive
- 1 tasse de quinoa
- 2 tasses de lait d'amande
- 2 cuillères à soupe de ciboulette, hachées
- 1/2 tasse d'olives kalamata, dénoyautées et coupées en deux
- 1/2 tasse de mozzarella, râpée
- 1/2 cuillère à café de poudre de curcuma
- Sel et poivre noir au goût

Itinéraire:

1. Chauffer la friteuse à air avec l'huile à 350 degrés
   F, mélanger le quinoa avec le lait, la ciboulette et
   les autres ingrédients à l'intérieur, cuire pendant
   20 minutes, diviser en bols et servir pour le petit
   déjeuner.

**Nutrition: Calories 221, Lipides 8, Fibres 3, Glucides 4,
Protéines 8**

15.   RIZ CRÉMEUX AUX AMANDES

Temps de préparation: 10
minutes Temps de cuisson: 20
minutes Portions: 4

Ingrédients:

- 2 tasses de lait d'amande
- 1 tasse de riz blanc
- 1/2 tasse d'amandes, hachées
- 1/2 cuillère à café d'extrait de vanille
- 1/2 cuillère à café d'extrait d'amande
- 1/2 tasse de crème épaisse
- Antiadhésif

Itinéraire:

1.Chauffez votre friteuse à air avec l'huile à 350 degrés F, graissez-la avec le vaporisateur de cuisson, ajoutez le riz, le lait et les autres ingrédients à l'intérieur, jes, faites cuire le tout pendant 20 minutes, divisez-le en bols et servez.

Nutrition: Calories 231, Lipides 11, Fibres 3, Glucides 5, Protéines 8

16.   MÉLANGE DOUX DE QUINOA

Temps de préparation: 5 minutes

Temps de cuisson: 20 minutes

Portions: 4

Ingrédients:

- 1 tasse de quinoa
- 2 tasses de lait de coco
- 3 cuillères à soupe de sucre
- 2 cuillères à soupe de sirop d'érable
- Antiadhésif
- Sel et poivre noir au goût

Itinéraire:

1. Chauffer la friteuse à air graissé avec le vaporisateur de cuisson à 350 degrés F, mélanger le quinoa avec le lait et les autres ingrédients à l'intérieur, couvrir et cuire pendant 20 minutes.

2. Diviser en bols et servir.

Nutrition: Calories 232, Lipides 12, Fibres 4, Glucides 5, Protéines 7

17.   MÉLANGE DE RIZ OLIVES

Temps de préparation: 5 minutes

Temps de cuisson: 20 minutes

Portions: 4

Ingrédients:

- 1 tasse d'olives noires, dénoyautées et hachées
- 1 tasse d'olives vertes, dénoyautées et hachées
- 1 tasse de riz blanc
- 2 tasses de bouillon de légumes
- 1/2 cuillère à café de poudre de curcuma
- 1/4 c. à thé de paprika sucré
- 1 cuillère à soupe de ciboulette, hachée
- Une pincée de sel et de poivre noir

18.   TORTILLAS DE DINDE

Temps de préparation: 5 minutes

Temps de cuisson: 14 minutes

Portions: 4

ingrédients:

- 1 livre de poitrine de dinde, sans peau, désossée, moulue et dorée
- 4 tortillas de maïs
- Antiadhésif
- 1 tasse de tomates cerises, coupées en deux
- 1 tasse d'olives kalamata, dénoyautées et coupées en deux
- 1 tasse de maïs
- 1 tasse d'épinards
- 1 tasse de fromage cheddar, râpé
- Sel et poivre noir au goût

Itinéraire:

1. Répartir la viande, les tomates et les autres ingrédients, sauf le vaporisateur de cuisson sur chaque tortilla, rouler et les graisser avec le vaporisateur de cuisson

2. Préchauffer la friteuse à 350 degrés F, mettre les tortillas dans le panier de la friteuse à air, cuire 7 minutes de chaque côté, répartir entre les assiettes et servir pour le petit déjeuner.

Nutrition: Calories 244, Lipides 11, Fibres 4, Glucides5, Protéines 7

Itinéraire

1. Chauffer votre friteuse à 350 degrés F, mélanger le riz avec les olives et les ingrédients à l'intérieur,

mélanger, couvrir et cuire pendant 20 minutes.

2. Diviser en bols et servir pour le petit déjeuner.

Nutrition: Calories 240, Lipides 14, Fibres 3, Glucides 5, Protéines

19.   BOLS DE DINDE ET DE POIVRONS

Temps de préparation: 5 minutes

Temps de cuisson: 20 minutes

Portions: 4

ingrédients:

- 1 poivron rouge, coupé en lanières
- Poitrine de dinde de 1 livre, sans peau, désossée, moulue
- 4 oeufs, fouettés
- Sel et poivre noir au goût
- 1 tasse de maïs
- 1 tasse d'olives noires, dénoyautées et coupées en deux
- 1 tasse de salsa douce
- Antiadhésif

Itinéraire:

1. Chauffer la friteuse à 350 degrés F, la graisser avec du spray de cuisson, ajouter la viande, les poivrons et les autres ingrédients, mélanger et cuire pendant 20 minutes.

2. Diviser en bols et servir pour le petit déjeuner.

Nutrition: Calories 229, Lipides 13, Fibres 3, Glucides 4, Protéine 7

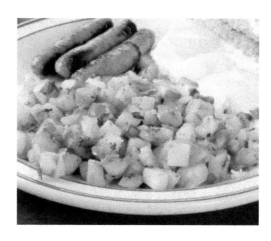

20.   OMELETTE AUX SAUCISSES

Temps de préparation: 5 minutes

Temps de cuisson: 11 minutes

Portions: 4

Ingrédients:

- 4 oeufs
- 3 c. à soupe de crème à fouetter épaisse
- 1/4 tasse de fromage cheddar râpé
- 1/2 tasse de saucisses cuites et hachées
- 1/2 c. à thé de sel
- 1/4 c. à thé de poivre noir moulu

Itinéraire:

1. Préchauffer votre friteuse à 350 degrés F et tapisser une plaque à pâtisserie de papier sulfurisé. Assurez-vous que la poêle s'adaptera à votre friteuse à air-généralement une poêle ronde de sept pouces fonctionnera parfaitement.

2. Dans un petit bol, fouetter ensemble les œufs, la crème, le sel et le poivre. Incorporer la saucisse.

3. Verser le mélange dans la plaque à pâtisserie préparée, puis placer la poêle dans votre friteuse à air préchauffée.

4. Cuire environ 10 minutes ou jusqu'à ce que les œufs soient complètement cuits.

5. Saupoudrer le fromage sur les œufs cuits et remettre la poêle à l'air friteuse encore une minute pour faire fondre le fromage.

6. Plier l'omelette en deux.

7. Trancher en quartiers et servir chaud.

Nutrition: Calories 210, Total Fat 22g, Saturated Fat 14g, Total Carbs 6g, Net Carbs 3g, Protein 7g, Sugar 1g, Fiber 3g, Sodium 863mg, Potassium 125g

21. OMELETTE AU JAMBON ET AU FROMAGE

Temps de préparation: 5 minutes

Temps de cuisson: 11 minutes

Portions: 4

Ingrédients:

- 4 oeufs

- 3 c. à soupe de crème à fouetter épaisse

- 1/4 tasse de fromage cheddar râpé

- 1/2 tasse de jambon haché et cuit

- 1/2 c. à thé de sel

- 1/4 c. à thé de poivre noir moulu

Itinéraire:

1. Préchauffer votre friteuse à 350 degrés F et tapisser une plaque à pâtisserie de papier sulfurisé. Assurez-vous que la poêle s'adaptera à votre friteuse à air- généralement une poêle ronde de sept pouces fonctionnera parfaitement.

2. Dans un petit bol, fouetter ensemble les œufs, la crème, le sel et le poivre. Incorporer le jambon.

3. Verser le mélange dans la plaque à pâtisserie préparée, puis placer la poêle dans votre friteuse à air préchauffée.

4. Cuire environ 10 minutes ou jusqu'à ce que les œufs soient complètement cuits.

5. Saupoudrer le fromage sur les œufs cuits et remettre la poêle à l'air friteuse encore une minute pour faire fondre le fromage.

6. Plier l'omelette en deux.

7. Trancher en quartiers et servir chaud.

Nutrition: Calories 218, Total Fat 19g, Saturated Fat 9g, Total Carbs 6g, Net Carbs 2g, Protein 7g, Sugar 1g, Fiber 4g, Sodium 890mg, Potassium 343g

22. PRÉPARATION DE SANDWICH AU FROMAGE FRIT À L'AIR

Heure: 13 Minutes

Portions: 2

Ingrédients:

- Tranches de pain-4
- Beurre ramolli -4 c. à thé.
- Tranches de cheddar -4

Itinéraire:

- Superposer le dessus des tranches de pain avec du beurre.
- Déposer deux tranches de fromage chacune sur 2 tranches de pain.
- Couvrir avec le reste de deux tranches de pain, puis couper en deux en diagonale.
- Placer les sandwichs dans le panier de la friteuse à air et sceller.
- Cuire pendant 8 minutes à 370 °F en mode friteuse air.

- Servir frais.

Nutrition:Calories: 200, Lipides: 3g, Fibres: 5g, Glucides: 12g, Protéines: 4g

23. POCHES DE FROMAGE ET DE JAMBON

Temps de préparation: 20 Minutes

Portions: 4

Ingrédients:

- Feuille de pâte feuilletée -1

- Mozzarella, râpé -4 poignées

- Moutarde -4 c. à thé.

- Tranches de jambon, hachées-8

Itinéraire:

1. Étendre la pâte feuilletée sur une surface de travail et la couper en 12 carrés.

2. Garnir la moitié des morceaux d'une quantité égale de fromage, de moutarde et de jambon.

3. Placer les moitiés restantes sur le dessus et sceller leurs bords.

4. Placez ces poches dans le panier de la friteuse à air puis scellez la friteuse.

5. Cuire pendant 10 minutes à 370 °F en mode friteuse Air.

6. Servir chaud et frais.

   Nutrition:Calories: 212, Lipides: 12g, Fibres: 7g, Glucides: 14g, Protéines: 8g

24.   SANDWICHS MAYO AU THON

Temps de préparation: 14 Minutes

Portions: 4

Ingrédients:

- Thon en conserve, égoutté-16 onces

- Mayonnaise -1/4 tasse

- Moutarde -2 c. à soupe.

- Jus de lime -1 c. à soupe.

- Oignons de printemps, hachés -2

- Tranches de pain -6

- Beurre fondu-3 c. à soupe.

- Tranches de fromage Provolone -6

Itinéraire:

1. Mélanger le thon avec le jus de lime, la mayo, les oignons de printemps et la moutarde dans un bol.

2. Superposer les tranches de pain avec du beurre, puis les placer dans le panier de friteuse à air.

3. Sceller la friteuse et cuire 5 minutes à 350 °F sur la

friteuse Air.

4. Garnir la moitié des tranches de pain du mélange de thon et du fromage.

5. Déposer le reste des tranches sur le dessus et placer le sandwich dans le panier de la friteuse à air.

6. Sceller la friteuse et cuire pendant 4 minutes en mode friteuse à air à 350 o F.

7. Servir chaud.

Nutrition: Calories: 212, Lipides: 8g, Fibres: 7g, Glucides: 8g, Protéines: 6g

25.   CUISSON D'OEUF DE HARICOTS VERTS

Temps de préparation: 15 Minutes

Portions: 4

Ingrédients:

- Oeufs, fouettés-4
- Sauce soja -1 c. à soupe.
- Huile d'olive-1 c. à soupe.
- Gousses d'ail, hachées finement-4
- Greenbeans, trimmedand   coupé en deux-3 onces
- Sel et poivre noir -au goût

Itinéraire:

1. Fouetter le tout dans un bol, sauf l'huile et les haricots.

2. Laissez votre friteuse à air préchauffer et graisser sa poêle avec de l'huile.

3. Ajouter les haricots dans la poêle et faire sauter pendant 3 minutes.

4. Verser le mélange préparé, puis sceller la friteuse.

5. Cookfor8minutesatthe même température sur le mode friteuse à air.

6. Trancher et servir pour en profiter.

Nutrition:Calories: 212, Lipides: 8g, Fibres: 6g, Glucides: 8g, Protéines: 6g

26. AVOINE COUPÉE EN ACIER À LA VANILLE

Temps de préparation: 22 Minutes

Portions: 4

Ingrédients:

- Lait -1 tasse
- Avoine coupée en acier -1 tasse
- Eau -21/2 tasses
- Cassonade -2 c. à soupe.
- Extrait de vanille -2 c. à thé.

Itinéraire:

1. Prenez une poêle adaptée à la friteuse à air.
2. Ajouter le tout à cette poêle et bien mélanger.
3. Placez cette poêle dans la friteuse à air et scellez-la.
4. Cuire pendant 17 minutes à 360 °F en mode friteuse Air.
5. Servir frais.
6. jouir!

Nutrition:Calories: 161, Lipides: 7g, Fibres: 6g, Glucides: 9g, Protéines: 6g

27. FARINE D'AVOINE À LA CANNELLE DE POIRE

Temps de préparation: 17 Minutes

Portions: 4

Ingrédients:

- Lait -1 tasse

- Beurre, ramolli -1 c. à soupe.

- Cassonade -1/4 tasse

- Cannelle en poudre -1/2 c. à soupe.

- Avoine démodée -1 tasse

- Noix, hachées-1/2 tasse

- Poire, pelée et hachée-2 tasses

Itinéraire:

1. Prenez une poêle adaptée à la friteuse à air.

2. Ajouter le tout à la poêle et bien mélanger.

3. Placez cette poêle dans la friteuse à air et scellez-la.

4. Cuire pendant 12 minutes à 360 °F en mode friteuse Air.

5. Servir tout de suite.

Nutrition:Calories: 210, Lipides: 9g, Fibres: 11g, Glucides: 12g, Protéines: 5g

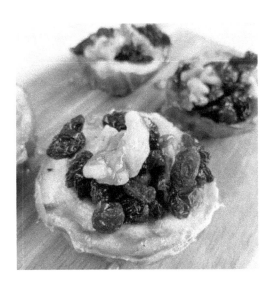

28. SALADE DE CAROTTES SPAGHETTI

Temps de préparation: 10 minutes

Temps de cuisson: 7 minutes

Portions: 3

ingrédients:

- 2 carottes, pelées
- 1/2 c. à thé d'huile d'olive
- 1 cuillère à café de vinaigre
- 1 pomme
- 1 cuillère à café d'huile d'avocat
- 1/4 c. à thé de cannelle moulue

Itinéraire:

1. Faire les spirales de la carotte à l'aide du spiraleur.
2. Après cela, saupoudrer les spirales de carottes avec l'huile d'olive et placer dans le panier de friteuse à air.
3. Cuire les spirales de carottes pendant 7 minutes à 365 F. Remuer la carotte toutes les 2 minutes.
4. Déposer les spirales de carottes cuites dans le saladier.
5. Ensuite, hacher la pomme dans les petits cubes.
6. Ajouter la pomme au saladier et saupoudrer de cannelle moulue et de vinaigre.
7. Ajouter l'huile d'avocat et mélanger la salade.
8. Servez-le !

Nutrition: Calories 65, Lipides 1.1, Fibres 3, Glucides14.5, Protéines 0.6

29.   OMELETTE MINT & PEAS

Temps de préparation: 15 Minutes

Portions: 8

Ingrédients:

- Pois bébé-1/2 livre
- Huile d'avocat-3 c. à soupe.
- Yogourt -11/2 tasses
- Oeufs, fouettés-8
- Menthe, hachée -1/2 tasse
- Sel et poivre noir -au goût

Itinéraire:

1. Ajouter l'huile dans une poêle, adaptée à la friteuse à air et la placer à feu moyen.
2. Ajouter les petits pois et faire sauter pendant 4 minutes.
3. Fouetter le yogourt avec la menthe, les œufs, le poivre et le sel dans un bol.
4. Ajouter le mélange sur les petits pois et bien mélanger.
5. Placer cette poêle à pois dans la friteuse à air et sceller la friteuse.
6. Cuire pendant 7 minutes à 350 °F en mode friteuse Air.
7. Trancher et servir.

Nutrition:Calories: 212, Lipides: 9g, Fibres: 4g, Glucides: 13g, Protéines: 7g

30. POMME PETIT DÉJEUNER CUIRE AU FOUR

Temps de préparation: 10 minutes Temps de cuisson: 10 minutes Portions: 3

Ingrédients:

- 1 patate douce, pelée
- 3 pommes
- 3/4 tasse de pacanes, hachées
- 1/2 c. à thé de cannelle moulue
- 1 cuillère à soupe de raisins secs
- 1egg
- 1/4 tasse de lait de coco

Itinéraire:

1. Hacher la patate douce et les pommes dans les mêmes cubes.
2. Placez-les dans le panier de friteuse à air.

3. Ajouter les pacanes hachées et la cannelle moulue.

4. Après cela, ajouter les raisins secs et le lait de coco.

5. Fouetter l'œuf dans le bol.

6. Verser l'œuf fouetté sur le mélange de friteuse à air et remuer délicatement à l'aide de la fourchette.

7. Cuire le repas pendant 10 minutes à 390 F.

8. Lorsque le temps est passé – vérifiez si le petit déjeuner aux pommes cuit est cuit et laissez-le reposer pendant 10 minutes.

9. Après cela, servez-le immédiatement!

Nutrition: Calories 252, Lipides 9,2, Fibres 7,8, Glucides 43,1, Protéines 4,2

31.   PORRIDGE PETIT DÉJEUNER

Temps de préparation: 7 minutes

Temps de cuisson: 7 minutes

Portions: 2

Ingrédientss:

- 1 banane
- 1 œuf, battu
- 1 pomme, hachée
- 1/2 c. à thé de cannelle moulue
- 1 cuillère à café d'huile d'olive
- 1 cuillère à café d'extrait de vanille

Itinéraire:

1. Peler la banane et la couper en petits morceaux.
2. Verser l'huile d'olive dans le panier de friteuse à air.
3. Ajouter la pomme hachée.

4. Saupoudrer ensuite la pomme de cannelle moulue et de banane.

5. Remuer le mélange et ajouter l'extrait de vanille.

6. Fouetter ensuite l'œuf et le verser sur le mélange.

7. Remuer délicatement.

8. Cuire la bouillie pendant 7 minutes à 380 F.

9. Lorsque la bouillie est cuite – laissez-la refroidir peu et servir!

Nutrition: Calories 169, Lipides 4,9, Fibres 4,5, Glucides 29,8, Protéines 3,7

32.   SALADE DE NOUILLES AUX COURGETTES

Temps de préparation: 15 minutes

Temps de cuisson: 6 minutes

Portions: 4

Ingrédients:

- 1 courgette
- 1 carotte
- 1 cuillère à café de graines de lin
- 1 cuillère à soupe de farine de noix de coco
- 1 cuillère à soupe d'huile d'olive
- 1 cuillère à café de vinaigre
- 1 poivron doux
- 1/4 c. à thé de flocons de chili

Itinéraire:

1. En spirale, les courgettes et les carottes et les placer dans le panier de friteuse à air.
2. Ajouter la farine de noix de coco, le vinaigre et l'huile d'olive.
3. Saupoudrer ensuite les légumes de flocons de chili et cuire pendant 6 minutes à
4. 400 F. Les légumes doivent être un peu mous.
5. Pendant ce temps, couper le poivron doux dans les lanières.
6. Placer le poivre dans le bol et ajouter les légumes en spirale cuits.
7. Ajouter ensuite les graines de lin et tout le reste du liquide des légumes cuits dans la friteuse à air.
8. Remuer la salade et la servir!

Nutrition: Calories 72, Lipides 4.4, Fibres 2.7, Glucides7.6, Protéines 1.6

33.   MORSURES DE TRUITE À L'ANETH

Temps de préparation: 15 minutes

Temps de cuisson: 10 minutes

Portions: 4

Ingrédients:

- 16 oz de filet de truite
- 1/4 tasse d'aneth frais, haché
- 1 cuillère à café d'ail haché
- 1egg
- 1/2 pomme de terre râpée
- 1 cuillère à café de farine d'amande
- 1/2 c. à thé de paprika moulu
- 1/2 c. à thé de thym
- 1/2 c. à thé de coriandre
- 1 cuillère à café d'huile d'olive

Itinéraire:

1. Battre l'œuf et le fouetter.
2. Ensuite, hacher le filet de truite en petits morceaux.
3. Mélanger avec la pomme de terre râpée.
4. Ajouter l'aneth frais haché, l'œuf fouetté, la farine d'amande, le paprika moulu, le thym et la coriandre.
5. Bien mélanger le mélange.
6. Faire les boules moyennes du mélange de poisson.
7. Placer les bouchées de truite dans le panier de la friteuse à air et saupoudrer d'huile d'olive.
8. Cuire les bouchées de truite pendant 10 minutes à 365 F.
9. Remuer le repas toutes les 2 minutes.
10. Ensuite, réfrigérer les morsures de truite jusqu'à la température ambiante et servir!

Nutrition: Calories 307, Lipides 15,6, Fibres 1,8,Glucides 7,4, Protéines 34,2

34.   SAUCISSE DE DINDE AVEC L'OIGNON

Temps de préparation: 10 minutes

Temps de cuisson: 16 minutesServings: 6

ingrédients:

- 14 oz de dinde moulue
- 1 oignon râpé
- 1/4 c. à thé de sel
- 1 cuillère à café de paprika moulu
- 1 œuf
- 1 cuillère à café d'huile d'olive
- 1/2 c. à thé de thym

Itinéraire:

1. Mélanger la dinde moulue et l'oignon râpé.
2. Ajouter le sel et le paprika moulu.
3. Après cela, ajouter le thym et battre l'œuf dans le mélange.
4. Remuer jusqu'à homogénéité.
5. Faire les boules à partir du mélange de dinde moulue, puis les presser peu pour faire les ovales (forme de saucisse).
6. Verser l'huile d'olive dans la friteuse à air.
7. Placer les saucisses dans le panier de friteuse à air et les cuire pendant 10 minutes à 350 F. Remuer délicatement après 5 minutes de cuisson.
8. Après cela, augmenter la température à 400 F et cuire les saucisses pendant 3 minutes de chaque côté.
9. Ne servez le repas que chaud!

Nutrition: Calories 155, Lipides 8,8, Fibres 0,6,Glucides 2, Protéines 19,3

35. PAIN VÉGÉTALIEN DE PETIT DÉJEUNER FRIT D'AIR

Temps de cuisson: 10 minutes

Portions: 2

Ingrédients:

- 1 pain végétalien, grand
- 2 cuillères à café de ciboulette
- 2 cuillères à soupe de levure nutritionnelle
- 2 cuillères à soupe de purée d'ail
- 2 cuillères à soupe d'huile d'olive
- Sel et poivre au goût

Itinéraire:

1. Préchauffez votre friteuse à 375Fahrenheit. Trancher le pain (pas tout au long).

2. Dans un bol, mélanger la purée d'ail, l'huile d'olive et la levure nutritive. Ajouter ce mélange sur le pain.

3. Saupoudrer le pain de ciboulette et assaisonner de sel et de poivre. Placer le pain à l'intérieur de votre friteuse à air et cuire pendant 10 minutes.

Nutrition: Calories: 252, Graisse totale: 9.6g, Glucides: 5.7g, Protéines: 7.5g

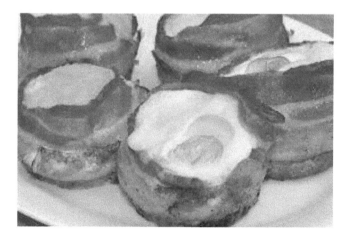

36.   SALADE DE POMMES AU THON

Temps de préparation: 10 minutes

Temps de cuisson: 8 minutes

Portions: 2

Ingrédients:

- 1 patate douce, hachée
- 1 pomme
- 1 cuillère à soupe d'huile d'avocat
- 6 oz de thon, en conserve
- 1⁄4 oignon rouge, haché
- 1 cuillère à café de vinaigre
- 1 cuillère à café d'huile d'olive
- 1⁄4 c. à thé de graines de sésame

Itinéraire:

1. Placer la patate douce hachée dans la friteuse à air comprimé.
2. Saupoudrer de vinaigre et d'oignon rouge haché.
3. Ajouter l'huile d'olive et la secouer délicatement.
4. Cuire les légumes pendant 8 minutes à 400 F.
5. Après cela, remuer les légumes et les refroidir peu.
6. Hacher la pomme et la placer dans le bol.
7. Ajouter le thon en conserve et les graines de sésame.
8. Après cela, ajouter l'huile d'avocat et les légumes cuits.
9. Mélanger la salade avec soin et servir!

Nutrition: Calories 305, Lipides 10,6, Fibres 5,2,Glucides 29, Protéines 24,3

37. BISCUITS DE BANANE DE PETIT DÉJEUNER

Temps de cuisson: 20 minutes

Portions: 6

Ingrédients:

- 3 bananes mûres
- 1 cuillère à café d'extrait de vanille
- 1/3 tasse d'huile d'olive
- 1 tasse de dattes, dénoyautées et hachées
- 2 tasses d'avoine roulée

Itinéraire:

1. Préchauffer votre friteuse à 350 °F. Fahrenheit. Dans un bol, écraser les bananes et ajouter le reste des ingrédients et bien mélanger.

2. Laisser reposer les ingrédients au réfrigérateur pendant 10 minutes. Coupez un peu de papier sulfurisé pour tenir à l'intérieur de votre panier de friteuse à air.

3. Déposer une cuillère à café de mélange sur du papier sulfurisé, en s'assurant de ne pas chevaucher les biscuits.

4. Cuire les biscuits pendant 20 minutes et servir avec un peu de lait d'amande.

Nutrition: Calories: 224, Graisse totale: 7.3g, Glucides: 6.2g, Protéines: 6.5g

38.   Petit déjeuner protéiné aux pois

Temps de cuisson: 15 minutes

Portions: 4

Ingrédients:

- 1 tasse de farine d'amande
- 1 cuillère à café de levure chimique
- 3eggs (3eggs)
- 1 tasse de fromage mozzarella, râpé
- 1/2 tasse de lanières de poulet ou de dinde
- 3 cuillères à soupe de protéines de pois

- 1 tasse de fromage à la crème
- 1 tasse de lait d'amande

Itinéraire:

1. Préchauffer la friteuse à 390°F. Fahrenheit. Mélanger tous les ingrédients dans un bol à mélanger et remuer avec une cuillère en bois. Remplir les moules à muffins avec le mélange 3⁄4 plein et cuire au four pendant 15 minutes et profiter!

Nutrition: Calories: 256, Graisse totale: 12.2g, Glucides: 11.3g, Protéines: 17.2g

39. Barres cerises et amandes de petit déjeuner

Temps de cuisson: 17 minutes

Portions: 8

Ingrédients:

- 2 tasses d'avoine à l'ancienne
- 1/2 tasse de quinoa, cuit
- 1/2 tasse de graines de
- 1/2 tasse de pruneaux, en purée
- 1/4 c. à thé de sel
- 2 cuillères à café de stevia liquide
- 3/4 tasse de beurre d'amande
- 1/2 tasse de cerises séchées, hachées
- 1/2 tasse d'amandes, tranchées

Itinéraire:

1. Préchauffez votre friteuse à 375Fahrenheit.
2. Dans un grand bol à mélanger, ajouter le quinoa, les graines de chia, l'avoine, les cerises, les amandes.
3. Dans une casserole à feu moyen, faire fondre le beurre d'amande, la stévia liquide et l'huile de coco pendant 2 minutes et mélanger.
4. Ajouter le sel et les pruneaux et bien mélanger.
5. Verser dans un plat allant au four qui s'adaptera à l'intérieur de votre friteuse à air et cuire pendant 15 minutes.
6. Laisser refroidir pendant une heure une fois le temps de cuisson terminé, puis trancher les barres et servir.

Nutrition: Calories: 264, Graisse totale: 12.5g, Glucides: 10.6g, Protéines: 6.8g

40. BOULES D'ÉPINARDS

Temps de cuisson: 20 minutes

Portions: 4

ingrédients:

- 1 carotte, pelée et râpée
- 2 tranches de pain, grillées et transformées en chapelure
- 1 cuillère à soupe de farine de maïs
- 1 cuillère à soupe de levure nutritionnelle
- 1/2 c. à thé d'ail, haché finement
- 1 œuf, battu
- 1/2 c. à thé de poudre d'ail
- 1/2 oignon, haché
- 1 paquet d'épinards frais, blanchis et hachés

Itinéraire:

1. Mélanger les ingrédients dans un bol, sauf la chapelure. Faire de petites boules avec le mélange et les rouler sur la chapelure.
2. Placez les boules d'épinards dans votre friteuse à 390 Fahrenheit pour un temps de cuisson de 10 minutes. Servir chaud.

Nutrition: Calories: 262, Graisse totale: 11.2g, Glucides: 7.4g, Protéines: 7.8g

41.   Petit déjeuner mélange saumon et carotte

Temps de cuisson: 15 minutes

Portions: 2

Ingrédients:

- 1 lb de saumon, haché
- 2 tasses de feta, émiettées
- 4 tranches de pain
- 3 cuillères à soupe d'oignon rouge mariné
- 2 concombres, tranchés
- 1 carotte, râpée

Itinéraire:

1. Ajouter le saumon et la feta dans un bol.
2. Ajouter la carotte, l'oignon rouge et le concombre et bien mélanger.
3. Dans un plateau allant au four, faire une couche de pain, puis verser le mélange de saumon dessus.
4. Faites cuire dans votre friteuse à 300 fahrenheit
5. pendant 15 minutes.

Nutrition: Calories: 226, Graisse totale: 10.2g, Glucides: 7.3g, Protéines: 14.6g

42. Granola roulé d'avoine de pacane

Temps de cuisson: 5 minutes

Portions: 6

Ingrédients:

- 1 1/2 tasse d'avoine roulée
- 1/2 tasse de pacanes, hachées grossièrement
- Tiret de sel
- 1/2 tasse de raisins secs
- 1/2 tasse de graines de tournesol
- 2 cuillères à soupe de beurre, fondu
- 2 cuillères à café de stevia liquide

Itinéraire:

1. Dans un bol à mélanger, mélanger l'avoine, les graines, les pacanes et une pincée de sel et bien mélanger.
2. Dans un petit bol, mélanger le beurre avec la Stevia puis ajouter au mélange d'avoine. Vaporiser l'intérieur du moule à pâtisserie d'un vaporisateur de cuisson et ajouter le mélange d'avoine.
3. Réglez votre friteuse à air à 350Fahrenheit pendant 5 minutes.
4. Remuer à mi-chemin. Retirer de la friteuse à air et verser dans un bol pour refroidir.
5. Ajouter les graines de tournesol et les raisins secs et remuer.
6. Mangez immédiatement ou conservez-les dans un contenant hermétique.

Nutrition: Calories: 221, Graisses totales: 9.3g, Glucides: 7.2g, Protéines: 11.3g

43.   OMELETTE AUX ASPERGES

Temps de cuisson: 8 minutes

Portions: 2

Ingrédients:

- 3eggs (3eggs)
- 5 pointes d'asperges cuites à la vapeur
- 2 cuillères à soupe de lait chaud
- 1 cuillère à soupe de parmesan râpé
- Sel et poivre au goût
- Spray de cuisson antiadhésif

Itinéraire:

1. Mélanger dans un grand bol, les œufs, le fromage, le lait, le sel et le poivre, puis les mélanger.
2. Vaporiser un plat allant au four d'un vaporisateur de cuisson antiadhésif.
3. Verser le mélange d'œufs dans la poêle et ajouter les asperges, puis placer la poêle à l'intérieur du panier à pâtisserie. Réglez la friteuse à air à 320 fahrenheit pendant 8 minutes.
4. Servir chaud.

Nutrition: Calories: 231, Graisse totale: 9.2g, Glucides: 8g, Protéines: 12.2g

44.   OEUFS CUITS À L'AIR

Temps de cuisson: 8 minutes

Portions: 4

Ingrédients:

- 1 lb d'épinards, hachés
- 7 onces de jambon tranché
- 4eggs (4eggs)
- 1 cuillère à soupe d'huile d'olive
- 4 cuillères à soupe de lait
- Sel et poivre au goût

Itinéraire:

1. Préchauffer votre friteuse à 300 Fahrenheit
2. pendant un temps de cuisson de 10 minutes.
3. Beurrer l'intérieur de 4 ramequins.
4. Dans chaque ramequin, déposer les épinards sur le fond, un œuf, 1 cuillère à soupe de lait, de sel et de poivre.
5. Placer les ramequins dans le panier de la friteuse à air et cuire pendant 8 minutes.

Nutrition: Calories: 213, Graisse totale: 9.2g, Glucides: 8.4g, Protéines: 13.2g

45. PAIN GRILLÉ FRANÇAIS DE TARTE À LA CITROUILLE

Temps de cuisson: 20 minutes

Portions: 4

Ingrédients:

- 2 gros œufs battus
- 4 tranches de pain tourbillonnant à la cannelle
- 1/4 tasse de lait
- 1/4 tasse de purée de citrouille
- 1/4 c. à thé d'épices à citrouille
- 1/4 tasse de beurre

Itinéraire:

1. Dans un grand bol à mélanger, mélanger le lait, les œufs, la purée de citrouille et les épices à tarte.
2. Fouetter jusqu'à ce que le mélange soit lisse.
3. Dans le mélange d'œufs tremper le pain des deux côtés.
4. Placer la grille à l'intérieur du panier de cuisson de la friteuse à air. Déposer 2 tranches de pain sur la grille. Réglez la température à 340 Fahrenheit pendant 10 minutes.
5. Servir des toasts à la tarte à la citrouille avec du beurre.

Nutrition: Calories: 212, Graisse totale: 8.2g, Glucides: 7g, Protéines: 11.3g

46.   OEUF BROUILLÉ DE FRITEUSE D'AIR

Temps de cuisson: 10 minutes

Portions: 2

Ingrédients:

- 2 oeufs
- 1 tomate, hachée
- Tiret de sel
- 1 cuillère à café de beurre
- 1/4 tasse de crème

Itinéraire:

1. Dans un bol, fouetter les œufs, le sel et la crème jusqu'à consistance moelleuse.
2. Préchauffer la friteuse à air jusqu'à300Fahrenheit. Ajouter le beurre à la plaque à pâtisserie et le placer dans une friteuse à air préchauffée.
3. Une fois le beurre fondu, ajouter le mélange d'œufs à la plaque à pâtisserie et à la tomate, puis cuire pendant 10 minutes.
4. Fouetter les œufs jusqu'à consistance mousseuse puis servir chaud.

Nutrition: Calories: 105, Graisse totale: 8g, Glucides: 2.3g, Protéines: 6.4g

47.   Oeufs brouillés bacon & cheddar

Temps de cuisson: 10 minutes

Portions: 4

Ingrédients:

- 1/4 c. à thé de poudre d'oignon
- 4 oeufs, battus
- 3 onces de bacon, cuit, haché
- 1/2 tasse de fromage cheddar râpé

- 3 cuillères à soupe de yogourt grec
- 1/4 c. à thé de poudre d'ail
- Sel et poivre au goût

Itinéraire:

1. Préchauffez votre friteuse à 330Fahrenheit.
2. Fouetter les œufs dans un bol, ajouter le sel et le poivre au goût avec le yogourt, la poudre d'ail, la poudre d'oignon, le fromage et le bacon, remuer.
3. Ajouter le mélange d'œufs dans un plat allant au four.
4. Placer dans une friteuse à air et cuire pendant 10 minutes. Brouiller les œufs et servir chaud.

Nutrition: Calories: 253, Graisse totale: 12.2g, Glucides: 11.6g, Protéines: 15.2g

48.   TASSES À PAIN AU FROMAGE DE PETIT DÉJEUNER

Temps de cuisson: 15 minutes

Portions: 2

Ingrédients:

- 2eggs (2eggs)
- 2 cuillères à soupe de fromage cheddar râpé
- Sel et poivre au goût
- 1 tranche de jambon, coupée en 2 morceaux
- 4 tranches de pain, aplaties avec du rouleau à pâtisserie

Itinéraire:

1. Vaporiser l'intérieur de 2 ramequins avec un spray de cuisson.

2. Placer 2 morceaux plats de pain dans chaque ramequin.

3. Ajouter les morceaux de tranche de jambon dans chaque ramequin.

4. Casser un œuf dans chaque ramequin puis saupoudrer de fromage. Assaisonner de sel et de poivre.

5. Placer les ramequins dans la friteuse à air à

6. 300 Fahrenheit pendant 15 minutes.

7. Servir chaud.

Nutrition: Calories: 162, Graisse totale: 8g, Glucides: 10g, Protéines: 11g

49. Jambon, Bacon, Oeufs & Fromage

Temps de cuisson: 10 minutes

Portions: 4

Ingrédients:

- 4eggs (4eggs)
- 1/3 tasse de jambon, cuit et haché en petits morceaux
- 1/3 tasse de bacon, cuit, coupé en petits morceaux
- 1/3 tasse de fromage cheddar, râpé

Itinéraire:

1. Dans un bol à mélanger de taille moyenne, fouetter les œufs, ajouter le jambon, le bacon et le fromage et remuer jusqu'à ce qu'ils soient bien mélangés.
2. Ajouter à la plaque à pâtisserie qui est pulvérisée avec du spray de cuisson.
3. Préchauffer la friteuse à 300Fahrenheit
4. et un temps de cuisson de 10 minutes.
5. Placer la poêle dans la friteuse à air puis retirer lorsque le temps de cuisson est terminé et servir chaud.

Nutrition: Calories: 223, Graisse totale: 9.4g, Glucides: 9.2g, Protéines: 13.3g

conclusion

J'espère que ce livre de cuisine Air Fryer vous aide à comprendre la dynamique et les principes de cet appareil de cuisine révolutionnaire, pourquoi vous devriez l'utiliser et comment il va changer votre point de vue sur la préparation des aliments et un mode de vie sain.

La prochaine étape est d'entrer dans le bon état d'esprit et de décider qu'il est temps de prendre en charge vos habitudes alimentaires en mettant seulement les meilleurs ingrédients biologiques et en liberté dans votre friteuse à air.

Même si vous n'avez jamais essayé l'Air Fryer avant, je peux vous promettre une chose, après les 30 jours, vous serez vous-même coups de pied pour ne pas avoir découvert cela plus tôt.

J'espère qu'il a été en mesure de vous inspirer à nettoyer votre cuisine de tous les appareils inutiles qui encombrent votre comptoir et commencer à mettre la friteuse à air à bon usage.

L'Air Fryer est certainement un changement de mode de vie qui rendra les choses beaucoup plus faciles pour vous et votre famille. Vous découvrirez une augmentation de l'énergie, une diminution de la faim, un métabolisme stimulé et bien sûr beaucoup plus de temps libre!

Je vous encourage à partager ces recettes avec la famille et les amis, leur parler de ce livre, et leur faire savoir que le pot instantané peut être le meilleur investissement que l'on peut faire.

Ce serait très apprécié!

Bonne friture d'air!

Lightning Source UK Ltd.
Milton Keynes UK
UKHW022013240521
384311UK00002B/322